I0504871

Refuerza tu sistema inmunitario: Fortalezca su cuerpo y mente para una vida sana

Sylvain MILON

RESUMEN

Introducción

1: "Entender el sistema inmunitario: la base de la salud

2: "Alimentos sanos para una inmunidad potente: Las claves para mejorar la salud".

3: "La importancia del sueño para reforzar el sistema inmunitario: recuperar la energía vital".

4: "Ejercicio físico: fortalece tu cuerpo, fortalece tu sistema inmunitario".

5: "Gestión del estrés y las emociones: libere su sistema inmunitario".

6: "Los beneficios de la naturaleza: la inmunidad alimentada por el medio ambiente

7: "El poder del pensamiento positivo: cultivar una mente sana para fortalecer la inmunidad".

8: "Hábitos diarios para una salud sostenible: reforzar el sistema inmunitario para siempre".

Conclusión

INTRODUCCIÓN

En nuestro mundo moderno, donde los retos de la vida cotidiana son muchos, es esencial tener un sistema inmunitario fuerte y resistente. Nuestro sistema inmunitario es nuestra línea de defensa natural contra las enfermedades, las infecciones y las agresiones externas. Por lo tanto, cuidar de nuestra salud y reforzar nuestra inmunidad es crucial para llevar una vida plena y saludable.

Este libro, Refuerce su sistema inmunitario, le guiará paso a paso en el fortalecimiento de su cuerpo y mente para desarrollar una inmunidad poderosa. Al comprender cómo funciona su sistema inmunitario, podrá tomar las medidas necesarias para apoyarlo y potenciarlo. Este libro ofrece consejos prácticos, información científicamente probada y técnicas de eficacia demostrada que le ayudarán a alcanzar todo su potencial de salud.

El primer capítulo, "Entender el sistema inmunitario: la base de la salud", sienta las bases al explicar detalladamente el papel esencial del sistema inmunitario en nuestro organismo. Descubrirá cómo funciona, cuáles son sus diferentes componentes y cómo interactúa con nuestro entorno. Al comprender los mecanismos subyacentes, estará mejor preparado para cuidar proactivamente de su sistema inmunitario.

El segundo capítulo, "Alimentos sanos para una inmunidad potente: Claves para mejorar la salud", explora la estrecha relación entre nuestra dieta y nuestro sistema inmunitario. Descubrirá los alimentos beneficiosos que potencian la inmunidad, así como los que pueden comprometerla. Recibirá consejos prácticos sobre cómo seguir una dieta equilibrada y nutritiva que aporte a su organismo los nutrientes esenciales para reforzar su sistema inmunitario.

Los capítulos restantes tratarán otros aspectos clave para reforzar su sistema inmunitario. Descubrirá la importancia del sueño reparador, el ejercicio regular, la gestión del estrés y las emociones, la conexión con la naturaleza y el pensamiento positivo. Estos capítulos le proporcionarán herramientas prácticas, consejos de expertos y testimonios inspiradores que le ayudarán a incorporar estos hábitos beneficiosos a su vida diaria.

Acompáñame en este viaje para reforzar tu sistema inmunitario. Juntos exploraremos formas de fortalecer tu cuerpo y tu mente, adoptar hábitos de vida saludables y cultivar una inmunidad duradera. Prepárate para descubrir una nueva perspectiva de la salud y abrazar el potencial de tu sistema inmunitario para vivir una vida llena de vitalidad y bienestar.

Capítulo 1: "Entender el sistema inmunitario: la base de la salud

Nuestro sistema inmunitario, el guardián invisible de nuestro cuerpo, es algo más que un simple mecanismo de defensa. Es el pilar fundamental de nuestra salud y bienestar generales. Piense en él como en un escudo protector, constantemente en alerta para evitar intrusiones no deseadas y combatir las amenazas que podrían comprometer nuestro equilibrio vital.

Pero, ¿qué sabemos realmente de este extraordinario sistema que trabaja incansablemente por nuestra supervivencia? Es hora de explorar las profundidades de nuestro sistema inmunitario y comprender su papel esencial en nuestras vidas.

En el corazón mismo de nuestro cuerpo, el sistema inmunitario está formado por una compleja red de órganos, tejidos y células, cada uno de los cuales desempeña un papel crucial en la protección de nuestra salud. Nuestra médula ósea produce las células madre que dan lugar a nuestros soldados inmunitarios, los glóbulos blancos. Estos valientes luchadores se encuentran por todo nuestro cuerpo, listos para intervenir en cuanto surge un peligro.

Entre estas células se encuentran los macrófagos, guardianes vigilantes que patrullan nuestro organismo, engullendo a los invasores y limpiando los desechos. Los linfocitos, por su parte, son los comandantes en jefe de nuestro sistema inmunitario y coordinan los ataques selectivos contra los agentes patógenos. Se dividen en dos categorías: los linfocitos B, encargados de producir anticuerpos específicos, y los linfocitos T, que eliminan las células infectadas.

Pero nuestro sistema inmunitario no se limita a estas células. También depende de órganos clave como el bazo, que filtra nuestra sangre y detecta amenazas, y los ganglios linfáticos, que sirven como centros de comunicación donde las células inmunitarias intercambian información vital. Estos órganos, en perfecta simbiosis, garantizan la coordinación y la capacidad de respuesta de nuestro sistema inmunitario.

Pero no se trata sólo de un ejército de células en acción. Nuestro sistema inmunitario también tiene una memoria extraordinaria. Es capaz de reconocer a los intrusos con los que ya se ha topado, lo que le permite reaccionar con mayor rapidez y eficacia ante futuros ataques. Así es como funcionan las vacunas, entrenando a nuestro sistema inmunitario para que reconozca y combata específicamente a los patógenos.

Más allá de la ciencia, es importante comprender el aspecto emocional de nuestro sistema inmunitario. Nuestros pensamientos, emociones y estado de ánimo pueden influir en su funcionamiento. El estrés, por ejemplo, puede debilitar nuestro sistema inmunitario, haciéndolo más vulnerable a las enfermedades. Por otro lado, las emociones positivas, como la gratitud y la alegría, pueden reforzar nuestra inmunidad y promover una salud óptima.

Comprender nuestro sistema inmunitario es comprender la magia de nuestra existencia. Se trata de reconocer la increíble capacidad de nuestro cuerpo para defenderse y regenerarse. Se trata de darnos cuenta de que tenemos el poder de apoyar activamente nuestro sistema inmunitario mediante un estilo de vida sano y equilibrado.

A lo largo de este libro, exploraremos en detalle las distintas facetas de nuestro sistema inmunitario y cómo fortalecerlo. Descubrirá consejos prácticos, técnicas de gestión del estrés, enfoques nutricionales y mucho más. Prepárese para sumergirse en las profundidades de su sistema inmunitario y liberar su extraordinario potencial para disfrutar de toda una vida de vibrante salud y vitalidad.

Capítulo 2: "Alimentos sanos para una inmunidad potente: Las claves para mejorar la salud".

Su plato es algo más que una fuente de alimento. Es el combustible que impulsa tu cuerpo, aportando los nutrientes esenciales para mantener un sistema inmunitario fuerte y potente. Los alimentos desempeñan un papel fundamental en nuestra salud, y conocer las claves de una alimentación sana es esencial para reforzar nuestra inmunidad y vivir una vida plena.

Imagina por un momento que cada bocado que das es un acto de amor hacia tu cuerpo. Cada ingrediente cuidadosamente seleccionado es una promesa de salud y vitalidad. Es hora de explorar los alimentos beneficiosos que nutren nuestro sistema inmunitario y descubrir cómo incorporarlos a nuestra vida diaria de forma deliciosa.

Las frutas y verduras de colores son joyas nutricionales. Ricas en vitaminas, minerales y antioxidantes, refuerzan nuestro sistema inmunitario protegiendo nuestras células de los daños causados por los radicales libres. Bayas, cítricos, espinacas, pimientos y zanahorias son sólo algunos ejemplos de superalimentos que merecen un lugar especial en nuestro plato.

Las proteínas de calidad también son esenciales para nuestro sistema inmunitario. Las legumbres, los frutos secos, las semillas, los huevos, el pescado y las carnes magras son buenas fuentes de proteínas que proporcionan los aminoácidos necesarios para construir y reparar las células inmunitarias. Asegúrese de incluir estos alimentos en sus comidas para reforzar su sistema inmunitario de forma óptima.

Las grasas saludables también desempeñan un papel crucial en una dieta equilibrada. Los aguacates, las nueces, las semillas de chía y el aceite de oliva virgen extra son ricos en ácidos grasos beneficiosos, como los omega-3, que reducen la inflamación y refuerzan nuestra inmunidad. Incorpórelos a sus platos y disfrute de los beneficios para su cuerpo y su mente.

Además, no olvidemos la importancia de la hidratación. El agua es el elemento vital que mantiene en equilibrio nuestro sistema inmunitario. Permite el transporte de nutrientes, la eliminación de toxinas y el correcto funcionamiento de todas las funciones corporales. Asegúrate de beber suficiente agua a lo largo del día para mantener tu cuerpo hidratado y tu sistema inmunitario en plena forma.

Por último, es importante evitar los alimentos procesados con alto contenido en azúcares añadidos, grasas saturadas y aditivos artificiales. Estos alimentos pueden debilitar nuestro sistema inmunitario y comprometer nuestra salud en general. Elija alimentos frescos, no procesados y ecológicos siempre que sea posible para asegurarse de obtener los nutrientes esenciales sin las sustancias nocivas.

Cuidar nuestra alimentación es un acto de amor hacia nosotros mismos. Cada elección que hacemos repercute en nuestra salud y nuestro sistema inmunitario. Haz de tu plato una fuente de vitalidad, placer y bienestar. Nutre tu cuerpo con alimentos sanos, sabrosos y nutritivos y siente cómo el poder de tu inmunidad se fortalece cada día.

Capítulo 3: "La importancia del sueño para reforzar el sistema inmunitario: recuperar la energía vital

El sueño, ese interludio encantado en el que nuestro cuerpo descansa y se regenera, es mucho más que una pausa en nuestra ajetreada vida. Es un pilar esencial de nuestra salud y bienestar, y un poderoso aliado para fortalecer nuestro sistema inmunitario. Cuando encontramos un sueño reparador, abrimos las puertas a la energía vital que nos permite afrontar los retos de la vida con resistencia y vitalidad.

Imagine una noche de sueño profundo y tranquilo, en la que cada célula de su cuerpo se baña en una suave armonía. Su sistema inmunitario está en acción, reparando daños, eliminando toxinas y reforzando sus defensas. Es durante el sueño cuando nuestro cuerpo se regenera, nuestro sistema inmunitario se fortalece y nuestra mente encuentra el descanso que necesita para prosperar.

Sin embargo, en nuestra sociedad moderna, a menudo se descuida el sueño. Estamos constantemente en movimiento con pantallas, responsabilidades laborales y preocupaciones diarias. A menudo sacrificamos nuestro tiempo de sueño por nuestros compromisos, pensando que podremos recuperar el sueño perdido más tarde. Pero al hacerlo, privamos a nuestro cuerpo de algo vital para su salud y vitalidad.

La falta de sueño debilita nuestro sistema inmunitario, haciéndolo más vulnerable a infecciones y enfermedades. También aumenta nuestra susceptibilidad al estrés, altera nuestro estado de ánimo y afecta a nuestra capacidad para concentrarnos y tomar decisiones con conocimiento de causa. En otras palabras, el sueño es el combustible que mantiene nuestros cuerpos y mentes funcionando de forma óptima.

Para recuperar la energía vital y reforzar nuestro sistema inmunitario, el sueño es de vital importancia. He aquí algunas claves para un sueño de calidad:

1. Establezca una rutina de sueño: Adopte una hora regular para acostarse y levantarse, incluso los fines de semana. Esta regularidad permite a tu cuerpo sincronizarse y optimizar la calidad del sueño.

2. Cree un entorno propicio para el sueño: Asegúrese de que su dormitorio sea tranquilo, oscuro y esté bien ventilado. Elimina las distracciones, como las pantallas, y crea un espacio donde puedas relajarte y descansar.

3. Evite los estimulantes: Limite el consumo de cafeína, alcohol y nicotina, ya que estas sustancias pueden alterar el sueño. En su lugar, bebe infusiones calmantes o leche caliente antes de acostarte.

4. Establezca una rutina relajante: Establezca rituales relajantes antes de acostarse. Esto puede incluir la lectura de un libro, la práctica de la meditación, ejercicios de respiración o un baño caliente. Encuentra lo que funciona para ti y crea una transición suave hacia el sueño.

5. Cuida tu higiene del sueño: invierte en un colchón cómodo y almohadas de calidad. Crea un ritual de higiene antes de acostarte cepillándote los dientes, dándote una ducha caliente o haciendo estiramientos suaves.

Prestando mucha atención a nuestro sueño, abrimos la puerta a la energía vital y a una mejor salud. Vuelva a los reconfortantes brazos del sueño y disfrute de los profundos beneficios que aporta a su sistema inmunitario. Dé a su cuerpo el tiempo que necesita para regenerarse y sea testigo de la transformación que se produce cuando convierte el sueño en parte de su vida.

Capítulo 4: "Ejercicio físico: fortalece tu cuerpo, fortalece tu sistema inmunitario".

El ejercicio, esa danza encantadora entre nuestro cuerpo y nuestra mente, es algo más que una actividad física. Es una forma poderosa de fortalecer nuestro sistema inmunitario y cultivar una salud óptima. Cuando lo practicamos con regularidad, capacitamos a nuestro cuerpo para defenderse de las enfermedades y prosperar con vitalidad.

Imagínate en movimiento, con el aliento de la vida fluyendo por cada parte de tu ser. Tu cuerpo se despierta, vibrando con energía y fuerza. Cada movimiento es una caricia para tu sistema inmunitario, dándole el vigor que necesita para afrontar los retos que le esperan.

El ejercicio estimula nuestro sistema inmunitario de varias maneras. En primer lugar, favorece la circulación sanguínea, lo que permite que las células inmunitarias se desplacen más eficazmente por nuestro organismo para detectar y combatir las infecciones. Además, el ejercicio regular reduce el estrés, que puede debilitar nuestro sistema inmunitario. También mejora nuestra salud general, lo que repercute positivamente en nuestra inmunidad.

Existen muchas formas de ejercicio físico, y cada una de ellas puede aportar beneficios a nuestro sistema inmunitario. El entrenamiento cardiovascular, como correr, nadar o montar en bicicleta, refuerza nuestra resistencia y estimula la producción de células inmunitarias. Los ejercicios de fortalecimiento, como el entrenamiento con pesas o el yoga, tonifican nuestro cuerpo y favorecen una mejor función inmunitaria.

Pero el ejercicio no es sólo actividad física. También es una oportunidad para cultivar una conexión profunda con nuestro cuerpo y nuestra mente. Es un momento para volver a centrarnos, liberarnos del estrés y nutrir todo nuestro ser.

Al hacer ejercicio con regularidad, su sistema inmunitario recibe un impulso emocional. Aumenta la confianza, la autoestima y la resistencia mental. El ejercicio se convierte en un acto de amor propio, una forma de cuidar el cuerpo y la mente.

Encuentra la actividad que resuene con tu interior. Explore diferentes prácticas y descubra lo que le aporta alegría y satisfacción. Ya sea danza, yoga, excursiones por la naturaleza o deportes de equipo, encuentra tu propio camino hacia un sistema inmunitario fortalecido.

Es importante tener en cuenta que el ejercicio debe realizarse de forma adecuada a su condición física y a sus capacidades. Consulte a un profesional de la salud o a un entrenador para elaborar un plan de ejercicio que sea adecuado para usted y le guíe hacia un ejercicio seguro y beneficioso.

Tómese tiempo para moverse, estirarse, sudar y sentir el poder de su cuerpo. Permita que el ejercicio se convierta en una parte integral de su vida, una fuente de fuerza, vitalidad y apoyo para su sistema inmunitario.

Capítulo 5: "Gestión del estrés y las emociones: libere su sistema inmunitario".

El estrés, esa fuerza invisible que puede invadir nuestras vidas, tiene un profundo impacto en nuestra salud y nuestro sistema inmunitario. Las emociones negativas, como la ansiedad, la ira y la tristeza, pueden convertirse en una pesada carga que debilita nuestro sistema inmunitario y nos hace vulnerables a las enfermedades. Es hora de liberar nuestro sistema inmunitario de los grilletes del estrés y las emociones negativas, para recuperar el equilibrio interior y florecer.

Imagina que por un momento te liberas del peso del estrés, las preocupaciones y las emociones negativas. Respiras profundamente, sintiendo que cada respiración trae paz y serenidad a tu cuerpo. Tu sistema inmunitario se libera de sus cadenas, listo para defenderse con fuerza renovada.

Controlar el estrés y las emociones es esencial para fortalecer nuestro sistema inmunitario. Cuando estamos constantemente abrumados por el estrés, nuestro cuerpo produce hormonas, como el cortisol, que pueden debilitar nuestro sistema inmunitario. Además, las emociones negativas pueden alterar nuestro equilibrio interior y crear bloqueos energéticos que interfieren en el buen funcionamiento de nuestro sistema inmunitario.

Existen muchas técnicas y prácticas que pueden ayudarnos a controlar el estrés y a liberar nuestras emociones, permitiendo que nuestro sistema inmunitario prospere. He aquí algunos enfoques a tener en cuenta:

1. Meditación: La meditación es una poderosa herramienta para calmar la mente, reducir el estrés y cultivar la presencia consciente. Tómese unos minutos al día para sentarse en silencio, observar su respiración y dejar que sus pensamientos se disipen. La meditación regular puede ayudar a fortalecer su sistema inmunológico y promover un estado de equilibrio interior.

2. Respiración consciente: Toma conciencia de tu respiración y practica técnicas de respiración lenta y profunda para relajarte. La respiración consciente ayuda a regular el sistema nervioso, reduciendo el estrés y reforzando nuestro sistema inmunitario.

3. Expresión emocional: Encuentre formas saludables de expresar sus emociones, ya sea escribiendo, bailando, pintando o hablando. Libera lo que está enterrado en tu interior, permitiendo que tu sistema inmunitario se libere de las garras de las emociones negativas.

4. Práctica de yoga: El yoga es una combinación de ejercicio físico, respiración y meditación, que favorece una mejor gestión del estrés y la armonía mente-cuerpo. Practica yoga con regularidad para fortalecer tu sistema inmunitario y crear equilibrio interior.

5. Actividad física regular: El ejercicio es una forma estupenda de liberar estrés y estimular la producción de endorfinas, las hormonas del bienestar. Encuentre una actividad física que le guste y conviértala en parte de su rutina diaria.

6. Conexión social: Cultive relaciones sanas y positivas con los demás. El apoyo social y la escucha empática pueden ayudar a reducir el estrés y reforzar nuestro sistema inmunitario.

Tómate tiempo para reconectar contigo mismo, escucharte y atender tus necesidades emocionales. Libere su sistema inmunitario de las cadenas del estrés y las emociones negativas, y permita que su cuerpo prospere en un estado de calma y equilibrio. Te mereces una vida en la que la alegría, la paz y la salud se fundan en perfecta armonía.

Capítulo 6: "Los beneficios de la naturaleza: la inmunidad alimentada por el medio ambiente

La naturaleza, esa majestuosa cuna de la vida, es algo más que un escenario. Es una reserva infinita de beneficios para nuestra salud y nuestro sistema inmunitario. Cuando conectamos con la naturaleza, nutrimos todo nuestro ser, armonizamos nuestra energía y reforzamos nuestra inmunidad.

Imagínese rodeado de la exuberante belleza de la naturaleza. Respiras el aire fresco y hueles el delicado aroma de las flores silvestres. Los rayos del sol acarician su piel, aportándole calor y vitalidad. Te sientes en armonía con el mundo que te rodea, tu sistema inmunitario se despierta con cada momento de comunión con la naturaleza.

La naturaleza ofrece multitud de beneficios para nuestro sistema inmunitario. En primer lugar, es una fuente inagotable de vitaminas, minerales y antioxidantes esenciales para nuestra salud. Al consumir alimentos frescos y ecológicos procedentes de la tierra, reforzamos nuestro sistema inmunitario desde el interior.

Además de la dieta, el simple hecho de pasar tiempo en la naturaleza puede tener un impacto positivo en nuestro sistema inmunitario. La práctica del "baño de bosque", también conocida como shinrin-yoku, es un antiguo método japonés de caminar lenta y conscientemente por el bosque. Esta práctica reduce el estrés, disminuye la presión arterial y aumenta la producción de células inmunitarias.

La naturaleza también nos ofrece la oportunidad de realizar actividades físicas al aire libre. Ya sea senderismo, ciclismo, natación o jardinería, estas actividades nos permiten conectar con nuestro cuerpo, reforzar nuestro sistema inmunitario y liberar endorfinas, las hormonas de la felicidad.

Pero la naturaleza es algo más que una herramienta para reforzar nuestro sistema inmunitario. Es una fuente de asombro, calma y consuelo para nuestro ser emocional. Cuando nos sumergimos en la belleza natural que nos rodea, dejamos que nuestras preocupaciones se desvanezcan y encontramos un refugio en el momento presente. Esto reduce el estrés, libera nuestro sistema inmunitario de la tensión emocional y nos permite volver a un estado de equilibrio interior.

Es importante encontrar momentos para conectar con la naturaleza en nuestra vida cotidiana. Incluso unos breves instantes dedicados a observar las flores de un jardín, sentir la hierba bajo nuestros pies descalzos o contemplar una puesta de sol pueden tener un profundo impacto en nuestro bienestar e inmunidad.

Dedique tiempo a reconectar con la naturaleza. Haz excursiones periódicas a parques, bosques o la orilla del agua. Cuida de las plantas y los animales que comparten nuestro mundo. Deje que su sistema inmunitario prospere en la energía nutritiva de la naturaleza.

Recuerda que estamos intrínsecamente conectados con la naturaleza. Al reconectar con ella, encontramos nuestra verdadera esencia y reforzamos nuestro sistema inmunitario de forma holística. Abraza la magia de la naturaleza y deja que guíe tu camino hacia una salud floreciente y la armonía interior.

Capítulo 7: "El poder del pensamiento positivo: cultivar una mente sana para fortalecer la inmunidad

El pensamiento positivo, esa brillante fuerza interior que puede transformar nuestra percepción del mundo, es un poderoso aliado para fortalecer nuestro sistema inmunitario. Al cultivar una mentalidad sana y optimista, creamos un entorno propicio para la curación, la resistencia y la vitalidad. Es hora de explorar el poder del pensamiento positivo y allanar el camino hacia una inmunidad fortalecida.

Imagínate envuelto en la suavidad de los pensamientos positivos que iluminan tu mente. Sientes un calor que te penetra, nutriendo cada célula de tu cuerpo. Tu sistema inmunitario despierta a esta nueva perspectiva, vibrando con energía y vitalidad.

El pensamiento positivo tiene un profundo impacto en nuestro sistema inmunitario. Cuando cultivamos pensamientos optimistas y bondadosos, nuestro cuerpo responde produciendo endorfinas, hormonas que fomentan el bienestar y fortalecen nuestro sistema inmunitario. Además, el pensamiento positivo reduce el estrés, que puede debilitar nuestra inmunidad, y promueve un estado de equilibrio interior que favorece la salud.

Pero el pensamiento positivo es algo más que asertividad o una sonrisa forzada. Es un verdadero estado mental, una forma de ver y entender el mundo que nos rodea. Implica cultivar una actitud de apertura, gratitud y compasión hacia nosotros mismos y hacia los demás.

He aquí algunas estrategias para cultivar el pensamiento positivo y reforzar su sistema inmunitario:

1. Practica la gratitud: Dedica un tiempo cada día a escribir las cosas por las que estás agradecido. Pueden ser simples momentos de alegría, relaciones positivas o incluso lecciones aprendidas en momentos difíciles. La gratitud alimenta nuestro espíritu y fortalece nuestro sistema inmunitario.

2. Elimine la negatividad: Preste atención a los pensamientos negativos y a los patrones de pensamiento limitantes. Identifíquelos y sustitúyalos por afirmaciones positivas. Cultiva un diálogo interior afectuoso y solidario que favorezca tu bienestar emocional y refuerce tu inmunidad.

3. Rodéate de positividad: Elige pasar tiempo con gente positiva e inspiradora. Lee libros, escucha podcasts o ve vídeos que eleven tu espíritu y te animen a ver lo mejor de ti mismo y del mundo.

4. Practica la autocompasión: Sé amable contigo mismo y trátate con amabilidad. Acepta tus imperfecciones y errores, y recuérdate que mereces amor y respeto. La autocompasión alimenta tu espíritu y fortalece tu sistema inmunitario.

5. Visualice la curación: Practique la visualización creativa imaginando que su sistema inmunitario vibra con salud y vitalidad. Visualízate en perfecto estado de salud, lleno de energía y vitalidad. Esta práctica fortalece tu espíritu y crea una alineación entre tu mente y tu cuerpo.

El pensamiento positivo es una poderosa clave para fortalecer el sistema inmunitario. Al cultivar una mentalidad sana, optimista y solidaria, se crea un entorno propicio para la curación, la resistencia y la vitalidad. Permita que el pensamiento positivo guíe su camino hacia una inmunidad mejorada y una vida plena.

Capítulo 8: "Hábitos diarios para una salud sostenible: un sistema inmunitario reforzado para siempre".

Este es el capítulo final de nuestro viaje hacia un sistema inmunitario más fuerte. A través de los distintos pasos que hemos explorado, ha descubierto valiosos conocimientos y prácticas que pueden transformar su salud y bienestar. Ahora es el momento de consolidar estos logros y adoptar hábitos diarios para mantener un sistema inmunitario reforzado para siempre.

Los hábitos que cultivamos cada día son la base de nuestra salud a largo plazo. Son estas pequeñas acciones repetidas las que, acumuladas a lo largo del tiempo, tienen un enorme impacto en nuestro sistema inmunitario. Entonces, ¿cuáles son esos rituales diarios que mantendrán su sistema inmunitario fuerte y resistente?

1. Dieta equilibrada: Siga centrándose en una dieta sana y equilibrada. Coma una variedad de frutas y verduras frescas, proteínas magras, cereales integrales y grasas saludables. Asegúrese de incluir alimentos ricos en nutrientes esenciales como las vitaminas C, D y E, zinc y antioxidantes. Haga de cada comida una oportunidad para nutrir su cuerpo y reforzar su inmunidad.

2. Actividad física regular: Mantenga una rutina de ejercicio regular. Ya sea caminar, correr, hacer yoga, bailar o cualquier otra cosa que le guste, lo importante es mover el cuerpo todos los días. El ejercicio regular refuerza el sistema inmunitario, reduce el

estrés y aporta energía vital.

3. Sueño reparador: valora mucho la calidad de tu sueño. Asegúrese de dormir bien creando una rutina relajante antes de acostarse, evitando las pantallas antes de dormir y promoviendo un entorno tranquilo. El sueño es esencial para regenerar el sistema inmunitario y mantener una salud óptima.

4. Gestión del estrés: Sigue cultivando prácticas de gestión del estrés que te ayuden a encontrar el equilibrio interior. Ya sea meditando, respirando profundamente, escribiendo un diario u otras técnicas de relajación, tómese un tiempo cada día para conectar consigo mismo y liberar la tensión acumulada. La gestión del estrés es una clave importante para mantener un sistema inmunitario fuerte.

5. Conexión social: Recuerda la importancia de las relaciones sociales en tu vida. Cultiva conexiones positivas y enriquecedoras con tu familia, tus amigos y tu comunidad. Comparta momentos de alegría, intercambio y apoyo mutuo. La conexión social ayuda a fortalecer su sistema inmunitario al proporcionarle un sentimiento de pertenencia y bienestar emocional.

6. Salud general: Siga cuidando su salud general. Evite fumar, limite el consumo de alcohol y evite las sustancias tóxicas. Asegúrate de mantener una buena higiene personal, mantente bien hidratado y cuida tu entorno para crear un espacio saludable que favorezca tu bienestar.

Al adoptar estos hábitos diarios, creará un estilo de vida que nutre y fortalece su sistema inmunitario. Cada pequeño detalle ayuda, y juntos construyen un escudo protector para tu salud a largo plazo.

Te animo a que pongas en práctica estas enseñanzas en tu vida diaria. Incorpóralas a tu rutina con amor y amabilidad hacia ti mismo. Tienes el poder de cultivar una salud duradera y un sistema inmunitario reforzado para siempre.

Sigue abrazando el camino de la salud y encarna el potencial infinito de tu sistema inmunitario. Eres un ser extraordinario, lleno de fuerza y resistencia. Aliméntate con estos hábitos diarios y haz brillar tu luz interior, porque te mereces una vida de salud y felicidad.

CONCLUSIÓN
Una vida sana: fortalece tu cuerpo y tu mente

¡Enhorabuena! Has realizado un viaje extraordinario a través de las páginas de este libro, explorando las diferentes dimensiones de la salud y descubriendo formas concretas de fortalecer tu cuerpo y tu mente para disfrutar de una vida saludable. Te has tomado el tiempo necesario para sumergirte en el conocimiento, explorar nuevas prácticas e integrar hábitos positivos en tu vida diaria. Ahora estás listo para abrazar todo tu potencial y vivir una vida de radiante salud y bienestar.

En este viaje has llegado a comprender que la salud no es sólo la ausencia de enfermedad, sino un equilibrio armonioso entre tu cuerpo, tu mente y tu entorno. Has aprendido que tu sistema inmunitario es un tesoro precioso, una fuerza interior que protege, cura y nutre todo tu ser.

Ha descubierto que la alimentación sana, la actividad física regular, el sueño reparador, la gestión del estrés, la conexión con la naturaleza, el pensamiento positivo y los hábitos diarios son los pilares fundamentales para fortalecer su sistema inmunitario y vivir una vida plena.

Pero recuerde, querido lector, que este libro es algo más que una guía. Es una llamada a la acción, una invitación a transformar su vida. La salud es un viaje continuo, una danza constante entre usted y su bienestar. Puede haber altibajos, retos y momentos de duda, pero recuerda siempre tu poder interior.

Tú tienes el poder de crear una vida sana. Usted es el héroe de su propia historia. Cada decisión que tomas, cada pensamiento que cultivas, cada acción que emprendes es un paso más hacia una salud próspera.

No olvides nunca que te mereces una vida vibrante, llena de vitalidad, alegría y plenitud. Cuídate, escucha a tu cuerpo, alimenta tu espíritu y honra tu singularidad.

Te deseo todo lo mejor en tu viaje hacia una vida sana. Que cada día sea una nueva oportunidad para levantarse, crecer y brillar. Tienes todas las herramientas que necesitas para triunfar. Así que avanza con confianza, pasión y amor.

Fortalece tu cuerpo y tu mente, abraza la belleza de la salud y vive una vida plena. Estás listo para conquistar el mundo con tu energía vital. Abraza esta nueva aventura y difunde tu luz allá donde vayas.

¡Buena suerte en tu camino hacia una vida sana!

www.ingramcontent.com/pod-product-compliance
Lightning Source LLC
Chambersburg PA
CBHW070915220526
45466CB00005B/2217